Notice sur l'ambulance du Grand Orient de France. 1870-1871

Paris, 1882

NOTICE

SUR

L'AMBULANCE

DU

GRAND ORIENT DE FRANCE

1870-1871

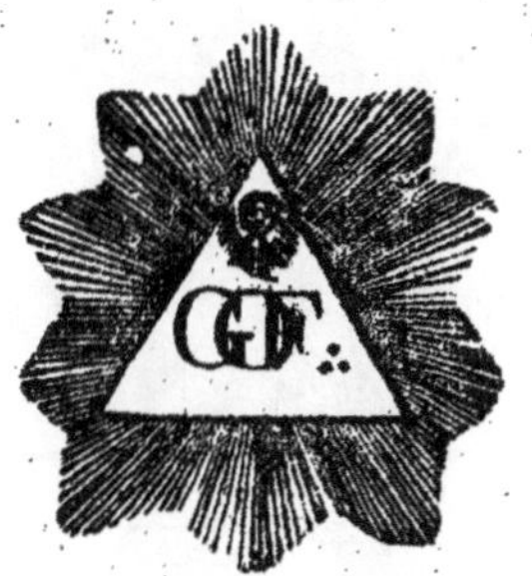

PARIS

IMPRIMERIE DU GRAND ORIENT DE FRANCE

L. HUGONIS ET Cie

6, rue Martel.

1882

NOTICE SUR L'AMBULANCE

DU

GRAND ORIENT DE FRANCE

NOTICE

SUR

L'AMBULANCE

DU

GRAND ORIENT DE FRANCE

1870-1871

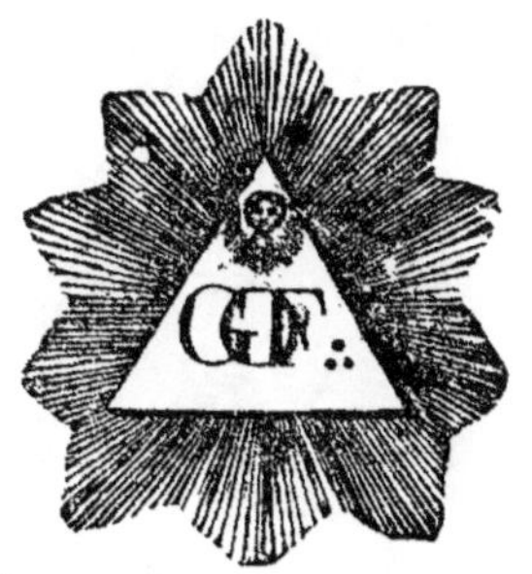

PARIS

IMPRIMERIE DU GRAND ORIENT DE FRANCE

L. HUGONIS ET Cie

6, rue Martel.

1882

NOTICE

SUR

L'AMBULANCE

DU

GRAND ORIENT DE FRANCE

1870-1871

C'était en 1870.

La guerre venait d'éclater entre la France et la Prusse.

La Maçonnerie française qui a, au plus haut degré, le sentiment du devoir, ne pouvait rester inactive et froidement impassible devant un fait aussi grave. Aussi le Conseil de l'Ordre, dans sa séance du 25 juillet, fut-il saisi de la proposition suivante concertée entre les Frères *Babaud-Laribière*, Grand Maître, *pro tempore*; *De Saint-Jean*, Président du Conseil de l'Ordre ; le frère *Massol* et quelques autres membres du Conseil :

« Le Grand Orient de France prendra l'initiative d'une
« souscription maçonnique internationale en faveur des
« blessés et des maçons des armées de terre et de mer, sans
« distinction d'origine.

« Une ambulance dont le Grand Orient fera tous les frais « sera établie à l'Hôtel du Grand Orient de France, 16, rue « Cadet, à Paris. »

Cette proposition ne pouvait être résolue séance tenante. Elle fut portée à la connaissance de tous les membres du Conseil, sans exception. Ceux des départements furent invités à faire connaître leur opinion par écrit. Leurs réponses furent dépouillées à la séance du 8 août. Il y eut unanimité, chez les absents comme chez les présents, pour l'adoption de la double mesure proposée; et cette résolution fut portée à la connaissance de la Maçonnerie universelle par la circulaire suivante qui fut adressée :

A tous les Ateliers de l'Obédience;

A tous les abonnés du *Bulletin officiel;*

A toutes les Puissances maçonniques du globe;

A tous les journaux maçonniques de la France et de l'étranger.

CIRCULAIRE

Paris, le 8 *août* 1870.

LE GRAND ORIENT DE FRANCE

SUPRÊME CONSEIL POUR LA FRANCE ET LES POSSESSIONS FRANÇAISES

A toutes les Puissances maçonniques,
A tous les Ateliers, à tous les Maçons.

« Très Chers Frères,

« La Franc-Maçonnerie a toujours déploré les malheurs, résul- « tats inévitables de la guerre. Si ses vœux pour la paix sont « aujourd'hui inopportuns et inutiles, au moins lui reste-t-il un « devoir d'humanité à remplir.

« Confondant toutes les victimes de la guerre dans une fraternelle sollicitude, le Grand Orient de France prend l'initiative « d'une souscription maçonnique internationale, dont le produit « sera employé à secourir tous les blessés et à venir en aide aux « Maçons des armées de terre et de mer et à leurs familles, sans « distinction d'origine.

« Notre appel sera entendu de toutes les Obédiences, nous « l'espérons. Tous les Ateliers, tous les Maçons voudront s'associer à cette œuvre d'humanité, tous s'empresseront d'apporter « leur offrande, et cette fois, comme toujours, la Maçonnerie « saura remplir sa mission.

« Agréez, Très Cher Frère, l'assurance de nos sentiments fraternels.

« *Le Grand Maître de l'Ordre :*

« Babaud-Laribière.

« *Les Membres du Conseil de l'Ordre :*

« De Saint-Jean (*Président*), Drouet (*Vice-Président*), Aronssohn, Battaille, Bécourt, *Alfred* Blanche, Blanlœil, « Brémond, Cammas, Caubet, Cauchois, Galibert, Garrisson, Grain, Guépin, Hermitte, Josias, Jouaust, « Lagache, Marchal, Massol, Meyer, Montanier, Oppert, « Pernot, Portallier, Poulle, Ratier, Renaud, Roche, « Rolland, Tordeux, Viénot. »

« *P. S.* — Le Conseil de l'Ordre a décidé qu'une ambulance « serait établie dans le local du Grand Orient de France, 16, rue « Cadet. »

Nota. — Les souscriptions sont centralisées au Grand Orient et les listes seront publiées successivement dans le *Bulletin officiel.*

Une commission nommée par le Conseil de l'Ordre est chargée de la distribution des secours.

Le Grand Orient s'est inscrit, à titre de premier versement, pour. . . . . 3,000 francs.

Une première souscription parmi les membres du Conseil de l'Ordre, et en tête de laquelle s'est inscrit le Grand Maître, a produit. . . . . 1,100 francs.

LES COMMISSIONS

La double résolution prise par le Conseil de l'Ordre et que résume la circulaire qui précède nécessitait la nomination de deux commissions distinctes :

La commission chargée de la distribution des secours ;
La commission de l'ambulance.

Pour composer la première, on prit deux membres dans chacune des commissions du Conseil, les Frères :

Galibert et *Massol*, de la commission administrative ;
Caubet et *Drouet*, de la commission des finances ;
Bécourt et *Oppert*, de la commission du contentieux.

La commission spéciale de l'ambulance fut composée des Frères *Bécourt* et *Voelker* comme chirurgiens ; *Montanier* et *Meyer* comme médecins ; *Cammas* et *Platel* comme assesseurs.

Le Frère *De Saint-Jean* fut appelé à la Présidence des deux commissions ; et, pour satisfaire aux exigences réglementaires, il accepta le titre de Directeur de l'ambulance et n'hésita pas à prendre la lourde responsabilité des fonctions attachées à ce titre.

Disons tout de suite que la commission chargée de recueillir et de distribuer les secours n'a pu fonctionner qu'après la signature de la paix. L'investissement de la capitale, qui suivit de trop près l'envoi de la circulaire du 8 août, et les revers aussi douloureux qu'imprévus qui survinrent, ne lui permirent aucun acte pendant la guerre. Le devoir de la bienfaisance resta tout entier, pendant huit mois, à la commission de l'ambulance et n'en devint ainsi que plus lourd.

Cette commission se mit immédiatement à l'œuvre.

Après avoir fait l'acquisition de lits, de linge, d'appareils chirurgicaux, de provisions de toute nature, elle adressa aux Présidents des Ateliers de Paris et des départements la lettre suivante :

« TRÈS CHER FRÈRE,

« Nous venons faire appel à vos sentiments maçonniques et à « votre dévouement pour nous aider dans l'œuvre entreprise « par le Grand Orient de France ; et, dans ce but, nous vous « adressons quelques exemplaires d'une circulaire que nous vous « prions de distribuer aux membres de votre Loge et dans le « cercle de vos connaissances.

« Recevez, Très Cher Frère, avec l'expression de notre recon- « naissance, l'assurance de tous nos sentiments fraternels.

« *Les membres de la Commission de l'ambulance,*

« DE SAINT-JEAN, BÉCOURT, MONTANIER, MEYER,
« CAMMAS, PLATEL. »

Cette lettre était accompagnée de plusieurs exemplaires d'une circulaire ainsi conçue :

M.

« Le Grand Orient de France a établi une ambulance pour les « blessés, dans le local qu'il occupe, rue Cadet, 16.

« Cette ambulance, installée dans de bonnes conditions hygié- « niques, contient jusqu'à présent soixante lits montés, et un « personnel médical nombreux est chargé du service des ma- « lades.

« Nous appelons le concours de toutes les personnes qui se- « raient désireuses de participer à cette œuvre, et nous rece-

« vrons avec reconnaissance, outre les dons en argent, tout ce « qui peut être utile aux blessés : linge, provisions de bouche, « vin, tabac, cigares, etc., etc.

« Recevez, etc. »

Dès le 9 août, le Frère *De St-Jean* avait informé M. le Ministre de la guerre de la création de l'ambulance et l'avait mise à sa disposition.

M. le Ministre, dans une lettre adressée à notre ancien Grand Maître, *le général Mellinet*, déclarait que l'offre du Grand Orient était acceptée et que notre ambulance serait considérée comme *une annexe du Ministère de la guerre*, après qu'il aurait été constaté, par une inspection, qu'elle remplissait toutes les conditions exigées pour que les blessés ou malades y fussent reçus et traités convenablement.

Cette inspection eut lieu dans les premiers jours du mois de septembre. M. l'intendant général *Bosc* et M. l'inspecteur général du service de santé militaire *Michel Lévy*, chargés de cette inspection, voulurent bien témoigner à la Commission toute leur satisfaction de voir une ambulance installée dans d'aussi bonnes conditions ; et le 12 septembre, la Commission était prévenue par une lettre de l'intendance militaire, d'avoir à se tenir prête à recevoir des blessés. C'est à la date du 22 de ce mois que les premiers blessés de l'armée régulière entraient dans nos salles. Ils avaient été recueillis sur le champ de bataille de Pierrefitte.

Le drapeau de la convention de Genève fut arboré à l'extérieur de l'Hôtel du Grand Orient de France.

A ce moment l'ambulance comptait 60 lits montés; mais ce nombre ne tarda pas à devenir insuffisant, et il fut porté à 82, grâce à l'obligeance du Frère *Sextius Michel,* chef d'institution, 63, rue Violet, à Paris (Grenelle), qui mit 22 lits montés à la disposition du Grand Orient.

Division du Service.

Pour la bonne organisation du service, la Commission avait arrêté les divisions suivantes :

1° Service chirurgical ;

2° Service médical ;

3° Maisons de convalescence ;

4° Annexes ;

5° Ambulances volantes ;

6° Alimentation ;

7° Lingerie ;

Et pour les besoins de ces divers services :

1°. — Les salles de comités, dans la partie de l'hôtel qui donne sur la rue, furent affectées aux malades ;

2°. — Le Temple n° 1 fut affecté aux blessés ;

3°. — Les neuf chambres de la Maison de secours furent réservées à autant d'officiers blessés ou malades ;

4°. — Le Temple n° 2 fut converti en salle de chirurgie ;

5°. — Le cabinet, resserre du Temple n° 2, fut transformé en pharmacie ;

6°. — La chambre, dont une porte s'ouvre à l'Orient du dit Temple n° 2, fut convertie en chambre à coucher à l'usage du chef du service chirurgical ;

7°. — Le cabinet du Grand Maître, au premier étage, fut disposé pour servir de dortoir aux internes ;

8°. — Le Président du Conseil céda son bureau pour être converti en salle à manger pour les internes ;

9°. — La salle du Conseil de l'Ordre et le cabinet adjacent furent appropriés pour recevoir la lingerie ;

10°. — La salle de marbre devint l'atelier de travail des dames occupées journellement à la lingerie ;

11°. — Le cabinet qui s'ouvre dans les Pas-Perdus du deuxième étage, fut transformé en office pour recevoir les comestibles et les provisions de toute nature ;

12°. — La pièce affectée au dépôt de cordons des Loges fut transformée en dortoir pour les infirmiers ; et les autres personnes salariées (cuisinières ou aides-cuisinières) trouvèrent asile, pour la nuit, au deuxième étage de la première partie de l'Hôtel.

Le Personnel

Pour faire face aux divers besoins de l'Ambulance ainsi organisée, il fallait un personnel permanent.

Ce personnel comprenait 19 personnes, savoir:

Le Directeur de l'Ambulance . . .	Dr DE SAINT-JEAN.
Un Chef du service chirurgical. . .	Docteur BÉCOURT.
Un Chef du service médical	Dr DE SAINT-JEAN.
Un premier interne en médecine et en chirurgie	M. ORMIÈRES.
Deux internes	M. GUILLAUMET M. PAULIER.
Un pharmacien.	M. THÉVENOT, *fils*.
Deux internes en pharmacie. . .	M. MARTENOT. M. BONAMY.
Un Économe.	M. PLATEL.
Un Secrétaire.	M. THÉVENOT, *père*.
Une Directrice de l'alimentation . .	Mme BÉCOURT.
Une Directrice de la lingerie. . . .	Mlle DE SAINT-JEAN.
Une Infirmière en chef pour les blessés.	Mme THÉVENOT.
Une infirmière en chef pour les fiévreux	Mme POULLAIN.

Sept serviteurs salariés . . . . . { Deux infirmiers.
Une infirmière.
Une cuisinière.
2 aides-cuisinières.
Une lingère.

Outre ce personnel dont la présence a été constante, les docteurs *Rochon*, *Gouin*, *Barré*, *Clavel*, *Gachet et Brocchi* se sont tenus à la disposition des chefs de service, et leur ont prêté le concours le plus empressé, chaque fois qu'il y a eu lieu. Le concours de ces Frères a été d'autant plus précieux que le Frère *Montanier*, nommé préfet du Gers, dès les premiers jours de Septembre ; le Frère *Voelker*, appelé à l'Ambulance de la Presse ; le Frère *Meyer* parti de Paris avant l'investissement, et le F.·. *Cammas* que des devoirs de famille avaient mis dans l'obligation de quitter *Maisons-sur-Seine* et d'abandonner sa maison à l'occupation allemande, sans pouvoir rentrer à Paris, n'ont pu prêter à leurs collègues de la Commission qu'un concours limité, pendant la première période de l'Ambulance.

Le Directeur

Nous l'avons dit, c'est le Frère *de Saint-Jean* qui accepta la lourde tâche de Directeur officiel de l'Ambulance, en même temps que celle de *Chef du service médical*. Jamais fonctions n'exigèrent autant de zèle ni plus de dévouement.

L'Ambulance resta ouverte pendant huit mois environ. Ces mois furent pour ce digne et si dévoué Maçon huit mois du plus rude labeur et des plus vives comme des plus paternelles angoisses. Il n'avait pas seulement, en effet, à donner ses soins aux malades, à surveiller l'ensemble des divers services, à diriger le personnel ; il avait encore à correspondre avec :

Le Ministère de la guerre,

L'Intendance Générale,

L'Inspecteur Général du service de santé militaire.

Le Chirurgien major, inspecteur du 4e secteur,

L'Hôtel de Ville,

La Mairie du IXe arrondissement,

Les Hôpitaux Lariboisière et Saint-Martin,

Le Directeur des Eaux de la Ville,

Le Directeur de l'Octroi,

La Société internationale de secours aux blessés, etc.

Et il avait, en outre, à pourvoir aux besoins matériels des blessés et des malades ; or il vint un moment où même avec de l'or, cette charge présenta des difficultés inouies.

Le Service Chirurgical.

Le service chirurgical fut placé sous la direction du F.·. *Bécourt* assisté de MM. *Ormières, Guillaumet* et *Paulier* comme internes.

Le zèle de ce Frère fut admirable. Un seul mot nous fera connaître toute l'étendue de son dévouement : Pour rester le plus longtemps possible auprès des braves soldats confiés à ses soins ; pour parer aux accidents, à l'imprévu, à ces riens dont dépend souvent la vie d'un homme, il ne s'est jamais éloigné de ses blessés que pour prendre à la hâte un léger repas et il a couché à leur proximité, pendant toute la durée de l'Ambulance, dans la petite pièce contigüe à l'Orient du Temple n° 2.

Service Médical.

Nous l'avons déjà dit, outre la direction de l'Ambulance, le Frère *De St-Jean* se chargea du service médical, installé dans la partie de l'Hôtel qui donne sur la rue (chambres de la Maison de secours et salles des comités). C'était là qu'étaient recueillis les militaires, qui, sans être bléssés se trouvaient momentanément incapables de faire leur service, et qu'on désigne, en temps de guerre, sous le nom générique de *fièvreux*.

108 militaires de tous grades et de toutes armes, atteints de bronchites aiguës, dyssenteries, diarrhées, fièvres typhoïdes, rhumatismes, congélations, variole, etc., ont trouvé dans ce service à chaque instant, les soins les plus minutieux, les plus dévoués,comme les plus éclairés.

Du Service de l'Alimentation.

Madame *Bécourt* a suivi les traces de son mari et a rivalisé avec lui de zèle et dévouement; elle a accepté la tâche de préparer ou de faire préparer la nourriture des blessés, des malades, des internes et du personnel salarié pendant la durée de l'ambulance.

L'installation de fourneaux à la cuisine du Grand Temple, l'achat d'ustensiles de vaisselles et de provisions de toute nature ont eu lieu d'après ses indications; les marchés journaliers, la distribution des vivres dans les salles, les prescriptions spéciales des docteurs pour la nourriture de certains blessés ou malades, ont eu lieu ou par ses mains, ou par ses soins, ou sous sa direction.

Nous avons calculé qu'elle a eu ainsi, en moyenne, 50 personnes à nourrir chaque jour, soit 150 repas par jour; et pour la durée de l'ambulance — du 22 septembre 1870 au 8 mars 1871 — un total de 25,050 repas. — 25,050 repas! En ce temps là, que de problèmes il y a eu à résoudre avant de pouvoir les servir !

Chacune de ses notes de dépenses, avant d'être présentée à la caisse, en remboursement, a été signée par elle et visée, pour ordonnancement, par le Directeur de l'ambulance.

Du Service de la Lingerie.

Madame *de Saint-Jean*, comme son mari, s'est vouée toute entière à l'ambulance et a puissamment secondé les chefs de service, en acceptant la mission de pourvoir aux besoins multiples de la lingerie, à son entretien, à son blanchissage :

Achat de draps de lit, couvertures, alèzes, serviettes, mouchoirs, bonnets de nuit, robes de chambre, pantoufles, etc.; tel a été l'objet de ses premiers soins.

Elle a eu ensuite à tirer parti des divers lots de linge qui ont été adressés à l'ambulance; à transformer ce linge, d'après sa valeur et les besoins du service, en draps, en bandes de toutes largeurs, en serviettes, en tabliers, en torchons, en charpie, et à marquer chaque pièce de cette formule abréviative : G.·. O.·. — (Grand Orient.)

Elle a été aidée dans sa tâche permanente qui a commencé pour elle, personnellement, bien avant l'entrée des premiers blessés et qui n'a pu se terminer qu'après la complète évacuation des salles, par :

Mme Delanoue. . . . . 105, rue Lafayette.
Mme Leverdier. . . . . 12, rue Cadet.
Mme Guy . . . .
Mlle Jeanne Guy. . . . .
Mme Lotz . . . . (de Nancy).
Mme Lorne. . . . . 33, rue Bergère.
Mme Guichard . . . . 6, rue Drouot.
Mme Dubois. . . . .
Mme Vité . . . . 12, rue Cadet.
Mlle Lucie Guyot. . . . . 12, rue Cadet.
Mme Thévenot. . . . . 12, rue Cadet, qui a consacré à la lingerie les rares instants de liberté que lui laissait son service spécial auprès des blessés.

De l'Économat

Le Frère Platel a été chargé des fonctions d'économe. Ces fonctions ont nécessité la présence constante de ce Frère, tant de nuit que de jour, au siège de l'ambulance.

Prélever les provisions quotidiennes en pain, en vin et en viande, lorsque pain et viande ont été rationnés ;

Relations suivies, à ce sujet, avec l'autorité municipale et l'hôpital secteur ;

Garde et remise en bon état, à sa sortie après guérison, à chaque militaire, des objets lui appartenant, inventoriés à son entrée à l'ambulance.

Diligences auprès de la mairie et des pompes funèbres, lors d'un décès ;

Organisation des convois funèbres ;

Distribution de combustible, de journaux, de tabac et de jeux dans les salles ;

Entretien de la voiture et du cheval restés constamment au service de l'ambulance, dans la cour ;

Remise à la mairie des armes et des effets d'habillement après décès, etc., etc., tel était le lot départi au Frère Platel.

Du Blanchissage.

On doit à *M. et Mme Bouchetal*, propriétaires du lavoir situé faubourg du Temple, n° 127, le blanchissage *gratuit* de tout le linge de l'ambulance.

Il leur a été envoyé deux fois par semaine, le jeudi et le dimanche, après avoir été compté, trié, classé par catégories par les soins *personnels* de Mme De Saint-Jean, la directrice de la lingerie.

Il comprenait : 1° le linge proprement dit de l'ambulance ; 2° le linge appartenant aux militaires admis à l'ambulance et dont l'inventaire était fait dès leur entrée.

Ni le manque de combustible, ni les difficultés de toutes sortes et que constate le dossier de la correspondance, n'ont arrêté M. et Mme Bouchetal dans leur œuvre de bienfaisance; et l'on pourra se faire une idée des services qu'ils ont rendus, quand on saura qu'ils ont blanchi plus de *dix mille pièces de linge de toutes natures* : draps de lit, couvertures, alèzes, serviettes, chemises, pantalons de toile, caleçons, taies d'oreillers, mouchoirs, chaussettes, ceintures, gilets de flanelle, tabliers, guêtres, bandes, compresses, etc., etc.,

Le dévouement de M. et Mme Bouchetal, qui ne s'est pas borné là, nous le savons, est de ceux qu'on ne saurait trop admirer. Leur désintéressement absolu est un noble exemple de patriotisme qu'il serait injuste de laisser dans l'oubli.

Du Secrétariat.

Les fonctions de secrétaire de l'Ambulance furent naturellement confiées au Frère *Thévenot,* chef du Secrétariat du Grand Orient de France.

C'est à lui qu'est incombé le soin de préparer, sous l'inspiration du Directeur, le Frère de Saint-Jean, la correspondance échangée entre la Commission de l'ambulance et les diverses Autorités, ou les divers services.

Les écritures courantes avaient pour objet :

1° Les convocations ;

2° Les ordres de service ;

3° Le relevé des marchés quotidiens ;

4° Les commandes ou observations aux fournisseurs ;

5° L'enregistrement des dons et offres de service ;

6° Les remerciements aux donateurs;

7° L'état *journalier* à fournir à l'hôpital secteur ou au comité central de l'ambulance de l'arrondissement, du nombre des blessés ou malades et des lits vacants ;

8° L'inventaire à dresser, à l'arrivée de chaque blessé ou malade, de ses armes, de ses effets, de son linge et de son avoir en argent ;

9° L'inscription au répertoire et au Grand-Livre de l'Amlance de chaque blessé ou malade, à son entrée à l'ambulance ;

10° Les mutations, les transferts des convalescents dans les diverses annexes, etc.

Il a été parfaitement secondé dans cette tâche par les employés de l'administration et tout particulièrement par le Frère *Barretta*.

Des Livres.

Les *divers livres* créés pour les besoins des divers services et tenus par le Secrétaire ou par le 1er interne, le Frère Ormières, comprennent :

1° Répertoire — indiquant par ordre alphabétique le nom des blessés ou des malades admis à l'ambulance et permettant de répondre instantanément aux demandes de renseignements ;

2° Grand Livre — où étaient inscrits au fur et à mesure de leur admission les blessés et les malades, avec les indications suivantes : État civil (nom, prénoms, profession, date et lieu de naissance), grade et position militaire, lieu de provenance du blessé ou du malade, nature de la blessure ou de la maladie, indication de la salle et le numéro du lit occupé, inventaire des effets et des armes, dates d'entrée et de sortie, cause de la sortie, durée du séjour, etc.

3° Annexes — indiquant nominativement les blessés ou les malades convalescents transférés dans chacune d'elles et la durée du séjour qu'ils y ont fait.

4° Diagnostic. — Livre du premier interne, indiquant au point de vue chirurgical et médical la nature et la gravité des blessures, des plaies, des maladies, etc.

5° Visites chirurgicales — mentionnant, pour chaque blessé et jour par jour, les pansements à faire, les soins à donner, etc., sous la responsabilité et la diligence des internes, etc.

6° Visites médicales — mentionnant, de même, pour chaque malade et jour par jour, les médicaments à faire prendre, les soins à donner sous la diligence des internes et des infirmiers ou des infirmières, etc.

7° Prescriptions alimentaires — (*service chirurgical*), indiquant jour par jour, pour chaque blessé et pour chaque repas, la nature des aliments à faire prendre, l'heure des repas, etc.

8° Prescriptions alimentaires — (*service médical*), indiquant pareillement, jour par jour, pour chaque malade et pour chaque repas, la nature, la quantité des aliments à faire prendre, ainsi que l'heure des repas.

9° Livre des décès. — Recueil en triple expédition de l'acte mortuaire des militaires morts à l'ambulance, afin que, le cas échéant, il puisse être répondu aux demandes de renseignements de la famille du défunt, de l'autorité militaire ou de l'autorité civile, par l'envoi d'un exemplaire dudit acte dressé sur formule réglementaire et signé du médecin traitant.

— Les *Minutes* de la Correspondance, les *Réponses* des Ateliers et des Grands Orients étrangers, à la circulaire du 8 août 1870, les *Notes* et *Pièces diverses* complètent cette série de livres et de dossiers.

De l'Ambulance volante.

L'Ambulance, une fois créée, installée, approvisionnée, et fonctionnant comme je viens de le dire, le Frère De Saint-Jean pensa que, pour se tenir à la hauteur de l'Institution maçonnique et de l'appel qui avait été fait à la Maçonnerie, la

Commission ne devait pas attendre que des blessés lui fussent envoyés et confiés à ses soins par le Ministère de la guerre ou par l'administration centrale de secours aux blessés. La Commission résolut d'aller recueillir elle-même ou de faire recueillir par les siens, sur les champs de bataille, les victimes de la guerre et décida l'installation d'une ambulance volante.

La Commission trouva, pour organiser cette ambulance, le concours le plus actif et le plus intelligent dans la personne de M. Bécourt fils, qui en fut d'abord le directeur.

MM. Massé — 55, boulevard de Strasbourg,
Cotte — 66, faubourg Saint-Antoine,
Decamp — 52, quai de la Gare,
Egly — 16, rue de Charenton,

offrirent gratuitement leurs voitures, leurs chevaux, leurs personnes pour ce service spécial pour lequel une remise destinée à recevoir deux chevaux fut construite en planches, dans la cour du Grand Orient, par le F.·. *Girard*, menuisier, rue du faubourg St-Denis, n° 19.

Leur offre fut acceptée.

Le matériel de l'ambulance volante fut complété par :

1° Une boîte à pansement,

2° Un bidon,

3° Un seau,

4° Quatre matelas,

5° Deux brancards,

6° Trois drapeaux blancs,

7° Trois drapeaux tricolores,

8° Attelles pour fractures,

9° Une botte de paille,

10° Quatre couvertures.

Et chaque jour, ou tout au moins chaque fois qu'un combat sous Paris y donnait lieu, ces voitures portant sur leurs panneaux l'inscription : AMBULANCE DU GRAND ORIENT DE FRANCE, se rendaient sur le théâtre de l'action.

Aux termes des règlements du Gouvernement de la Défense nationale, l'Ambulance du Grand Orient de France, comprise dans le IVe secteur, qui s'étendait du bastion n° 34 au bastion n° 45, c'est-à-dire d'Argenteuil à Saint-Denis, devait à la rigueur borner ses explorations dans l'étendue de ce secteur; mais lorsqu'une action avait lieu en dehors de son périmètre, l'ambulance volante se mettait à la disposition de la Société internationale de secours aux blessés.

Un délégué, M. *Varnier*, était de service jour et nuit, à cet effet, au siège de cette Société, avec ordre de donner avis au Grand Orient chaque fois que les Ambulances volantes avaient été prévenues de se tenir prêtes à sortir de l'enceinte fortifiée.

Chaque expédition avait pour personnel, outre un chef-directeur, un chirurgien, un interne en chirurgie, deux ou quatre infirmiers, selon le nombre des voitures.

MM. les docteurs *De Saint-Jean*, *Clavel*, *Gouin*, *Brocchi*, ont tour à tour rempli les fonctions de chirurgiens de l'Ambulance volante; M. *Ormières* a constamment rempli celles d'interne.

Les fonctions d'infirmiers de l'ambulance volante étaient remplies *gratuitement*, à tour de rôle, par MM. :

1° Banier. . . . . 7, rue Saint-Laurent,
2° Benoît, *père* . . . . . 37, rue Radziwil.
3° Benoît, *fils*. . . . . 37, rue Radziwil.
4° Delaine . . . . 161, avenue de Choisy.
5° Klein . . . . 33, rue Lafayette.

6° Léger. . . . . 74, rue de Provence.
7° Lion. . . . . 65, rue Saint-Lazare.
8° Rousset *(Amédée)* . . 161, avenue de Choisy.
9° Tapié *(Jean)*. . . . . 28, rue Rochechouart.
10° Petit-Pierre, *fils*. . . 45, avenue de Friedland.
11° Berton . . . . 36, rue Mauconseil.
12° Hébert . . . . 68, rue Turenne.
13° Vautrin . . . . . . 27, rue Bergère.
14° Ducoudray père. . . 77 *bis*, rue de La Condamine.
15° Perrier. . . . . . . 4, rue Paradis-Poissonnière.
16° Cohen *(Léonard)*. . 42, rue Meslay.

Chaque infirmier devait se conformer aux prescriptions suivantes, qui étaient affichées dans les Pas-Perdus de l'Hôtel du Grand Orient;

« 1° Les infirmiers ne devront, dans aucun cas, quitter les « voitures d'Ambulance, sans ordre spécial, soit du chirur- « gien en chef, soit du délégué.

2° Ils auront soin, chaque fois qu'ils seront de service, de « se présenter avec la croix rouge, distinctive de leurs fonc- « tions, sur le collet de leur vareuse.

« 3° Au moment de partir pour les services d'évacuation « ou pour le champ de bataille, ils devront se munir de leurs « cartes et de leurs brassards, qui leur seront remis par le « délégué.

« 4° A la rentrée, ils devront remettre au délégué de « service leurs cartes et leurs brassards.

Les Annexes

C'est avec l'organisation et dans les conditions que nous venons d'indiquer sommairement que fonctionna l'Ambulance du Grand Orient de France, du 22 septembre 1870 au 7 mars 1871 inclusivement.

Dans cet intervalle de 158 jours, elle reçut 107 blessés et 100 fiévreux, dont nous donnons plus loin la liste, pages 29 et suivantes.

Nous avons dit pages 11 et 15 que les malades qu'on désignait sous le nom générique de fiévreux, n'étaient mêlé aux blessés dans aucune salle, mais il ne suffisait pas de les avoir séparés et d'avoir mis, entre les premiers et les seconds, l'intervalle de la cour, ce qui plaçait déjà l'Ambulance dans les meilleures conditions hygiéniques; il fallait pour faire de cette œuvre humanitaire un ensemble aussi parfait que possible, trouver un local plus isolé encore pour y transférer les blessés et les malades convalescents jusqu'à parfaite guérison.

La Maison Lesage et Cie, grâce à un dévouement dont le Grand Orient ne saurait trop lui être reconnaissant, offrit, pour cet usage, dans l'appartement qu'elle occupe, rue de Richelieu, n° 110, l'installation de six lits et voulut bien prendre à sa charge les grosses dépenses de leur entretien.

La Commission prit possession de ces six lits, le 24 octobre 1870, et attacha *M. Paulier*, interne, au service spécial de cette annexe qui fut réservée aux blessés. Depuis cette époque jusqu'au 7 mars 1871, jour de l'évacuation des derniers blessés, 31 militaires ont été successivement transférés dans cette première maison de convalescence et y ont fait un séjour total de 753 jours.

Nous disons « *première maison* » parce que le patriotique et généreux exemple de la *Maison Lesage* ne tarda pas à avoir des imitateurs.

M. Bonamy, non content de donner son temps à l'Ambulance, comme interne en pharmacie, mit trois lits à la disposition de la Commission, dans sa maison de commerce, rue de Richelieu, n° 83, et se chargea de donner des soins à autant de convalescents blessés ou malades et de pourvoir à toutes leurs dépenses d'entretien et de nourriture.

Du 6 décembre 1870 au 7 mars 1871, onze convalescents lui ont été confiés, et ont fait chez lui un séjour total de 426 jours.

Ces exemples furent bientôt suivis par d'autres :

La compagnie d'Assurances Le Nord, mit quatre lits à la disposition de la Commission et reçut, du 12 décembre 1870 au 13 janvier 1871, treize convalescents, qui ont fait un séjour de 185 jours au siège de cette Compagnie, rue Le Pelletier, n° 4, où ils ont trouvé les soins les plus empressés.

M. Giraudeau, rue de Rougemont, n° 11, accueillit dans les mêmes conditions que M. Bonamy, deux convalescents qui, du 6 décembre 1870, au 16 janvier 1871, firent chez lui un séjour de 46 jours.

M. Monnereau, rue Richer, n° 43, donna asile à un autre convalescent, du 24 décembre 1870, au 7 mars 1871, soit pendant 67 jours.

M. Hainchelin, cité de la Chapelle, 5, a donné asile, moyennant nourriture, à huit convalescents qui, du 28 décembre 1870 au 12 janvier 1871, ont fait chez lui un séjour de 68 jours.

M. Charpentier, rue Cadet, 20, a donné asile pendant 20 jours, du 17 décembre 1870 au 5 janvier 1871, et dans les mêmes conditions que M. Hainchelin, à un convalescent.

N'oublions pas de dire que lorsque, faute de lits et d'espace, l'Ambulance du Grand Orient de France a dû évacuer des malades légèrements atteints, elle a trouvé le concours le plus empressé dans les Ambulances particulières :

De M. Duchêne, 45, rue de Lafayette ;

De M. Pinet, 44, rue Paradis-Poissonnière;

Et de l'Hotel des Colonies, 5, rue Paul-Lelong.

L'Ambulance de l'Hôtel des Colonies, a ainsi accueilli quatre blessés le 28 décembre ;

L'Ambulance tenue par *M. Pinet* en accueilli deux le 22 décembre ;

Et l'Ambulance de *M. Duchêne* en a accueilli trois aux dates des 9, 15 et 22 décembre 1870.

Au sortir de ces Maisons de convalescence, la guérison était constatée par le chef de service compétent. Avis en était donné par le Directeur au Commandant de place, et le militaire rejoignait son corps porteur d'un bullefin spécial.

Ses effets, ses armes, le tout lui était remis propre et en bon état, avec une provision de tabac et une somme d'argent qui variait, selon les circonstances, mais qui n'a jamais été moindre de dix francs.

— Nous donnons ci-après la liste complète des militaires qui ont été recueillis par l'Ambulance du Grand Orient de France, pendant la premiére période ; c'est-à-dire du 22 septembre 1870, au 7 mars 1871, et qui y ont été soignés jusqu'à guérison complète ou décès.

LISTE DES BLESSÉS

Nos D'ORDRE	NOMS ET PRÉNOMS	CORPS MILITAIRES	LIEU DE NAISSANCE
1	AMIOT, Émile-Simon	brig. artil. de mar., 11e bat.	Cherbourg (Manche).
2	BRAILLON, Jacques-Franç.	chasseur à pied, 7e bat., 8e c.	Castilly (Somme).
3	BRÉMARD, Alfred-Charles	sol. 32e de lig., 3e bat., 6e c.	Mouchaux (Seine-Infér.).
4	BARBÉ, Auguste-Joseph	g. m. 40e de m., 2e bat., 3e c.	Personnat (Aisne).
5	BONNEFOY, Jean-Pierre	g. m. 1er bat., 1re c., 32e m.	Ambert (Puy-de-Dôme).
6	BRANNER, Alphonse	g. m. la Seine, 15e b. 1re c.	Paris.
7	BAUDIN, Arsène	sol. 118e de l., 1er bat. 6e c.	St-Germain-Donet (Orne).
8	BUTET, Joseph	sol. 120e de l., 1er bat. 2e c.	Le Mans (Sarthe).
9	BENOIT, Prosper	sol. 138e de l., 3e bat. 6e c.	Longwy (Ardennes).
10	BOUVIER, Pierre	sol. 138e de l., 3e bat. 1re c.	Le Haine (Mayenne).
11	BARDON, Ernest	brig. 16e drag., 1er escadron.	Meymac (Corrèze).
12	CALAMY, Michel	cap. g. m. 63e m. 1er b. 8e c.	St-Jean-d-Ollièr. (P.-D.).
13	CHARENTON, Étienne	lieut. fr.-tir. de la pr. 1re c.	Saint-Amand (Cher).
14	CHEVALIER, Ambroise	g. m. C.-d'Or, 1er b. 7e c	St-Jean-d-Lasne (C.-d'O.)
15	CHAILLOT, Pierre	sol. 114e de lig., 2e bat. 5e c.	Guillestc (Hautes-Alpes).
16	COTONEA, Jean-Pierre	sol. 118e de lig , 3e bat. 2e c.	Pont-Croix (Finistère).
17	COTILLIER, François-Aug.	sol. 118e de lig., 3e bat. 2e c.	Vély (Aisne).
18	COLLOT, Constant	sol. 138e de lig., 1er bat. 4e c.	Reulle (Marne).
19	DROUHIN, Bernard	garde mobile, 1er bat. 4e c.	Auteuil (Côte-d'Or).
20	DOURNEAU, Jean	sol. 35e de lig. 3e bat. 4e c.	Créon (Gironde).
21	DÉFORGES, Théodore	g. m. S.-Inf. 3e bat. 5e c.	La Houssaye-Bér. (S.-I.).
22	DOMALAIN, Pierre-Marie	fusilier-marin, 3e bat. 5e c.	Cognac (Côtes-du-Nord).
23	DUFOUR, Philippe	sol. 138e de l. 2e bat. 5e c.	Chavroche (Allier).
24	DRIOUX, Jules	s.-i. guér. Ile-d Fr. 1er b. 2e c.	Paris.
25	DECAZES, Pierre-Raymond	capit. 122e de l. 1er b. 5e c	Coutras (Gironde).
26	DELAVEAUX, Jules	s. l. guérillas l'Ile-de-France	Legray (Haute-Saône).
27	ESMONIN, Joseph	g. mobile, 1er bat. 1re comp.	Nantoux (Côte-d'Or).
28	FILONT, Jean-Baptiste	g. m. 40e de m. 2e b. 3e c	Bourg-en-Bresse (Ain).
29	FOURNIER, Ismaël	g. m. 45e de m. 2e b. 3e c.	Montagnac (Hérault).
30	FLEURIOT, Claude	g. m. de C.-d'Or, 1er b. 5e c.	Santenay (Côte-d'Or).
31	FERRÉ, Jean-Baptiste	g. m. 60e rég. 2e bat. 1er c.	Breval (Seine-et-Oise).
32	FÉRON, Louis	fusilier-marin, 3e bat. 2e c	La Chapelle-s-Duy (S.-I.)
33	GÉRAUD, Ferdinand	chasseur à pied, 7e b. 9e c.	Aspet (Haute-Garonne).
34	GARRIC, Jean-Baptiste	comp. a. ouv. d'art. 6e c.	Malleville (Aveyron).

LISTE DES BLESSÉS (Suite)

Nos D'ORDRE	NOMS ET PRÉNOMS	CORPS MILITAIRES	LIEU DE NAISSANCE
35	Fromenteau, Jean		Mont-Louis (Cher).
36	Frélon, Léon	soldat 108e de l. 3e bat. 2e c.	S-Jean-l-b.-Vill. (E.-L.)
37	Figrac, Louis-Henri-Nap.	cap. 10e b. m. de Seine, 1re c.	Nancy (Meurthe).
38	Guttig, Pierre	soldat 28e rég. de marche.	Sappe-le-Bas (H.-Rhin).
39	Graves, Pierre	soldat au 28e de marche.	Marsolliotte (Aude).
40	Guilbor, François	sol. 36e de m. 2e b. 4e c.	Maidon (Loire-Infér.).
41	Guérault, Pierre	serg. 3e zouaves, 3e b. 5e c.	Béziers (Hérault).
42	Gudin, Louis-Philippe	sol. 36e de marche, 2e b. 4e c.	Arcueil (Seine).
43	Girardot, Nicolas-Calixte	g. m. 2e b. 7e c. (Côte-d'Or)	Crécey (Nord).
44	Guy, Alexandre-Pierre	1re c. bat. des carab. parisiens	Paris.
45	Grapp, Louis	g. m. 4e b. 6e c. (Côte-d'Or)	Laroche (Côte-d'Or).
46	Guy, Auguste	soldat au 93e de ligne.	Alençon (Orne).
47	Gontran, Pierre	soldat au 136e de ligne.	Paris.
48	Gilbert, Alfred	g. m. Seine, 1re c. 1er bat.	l'Ile-St-Denis (Seine).
49	Gondreaux, Jules	g. m. Seine, 15e b. 5e c.	Bretenon (Lot).
50	Guyot, Ferdinand	serg. fr.-tireurs de la presse.	la Ferté-s-Jouarre (S-M.)
51	Hoffmann, Fréderic	soldat 119e de m. 2e b. 3e c.	Horskirchen (Bas-Rhin).
52	Jousselin, Henri	g. m. 35e de m. 1er bat. 5e c.	Raslay (Vienne).
53	Javelot, Louis	serg. 31e mob. du Morbihan.	Lorient (Morbihan).
54	Kernau, Pierre	soldat 36e de m. 2e b. 4e c.	Vannes (Morbihan).
55	Lebars, François	franc-tireur de la presse	Quimper (Finistère).
56	Laurent, Théophile-Ch.	garde nat. 91e b. 3e comp.	Port-Louis (Morbihan).
57	Lemarchand, Émile-Paul	cap.-maj. fr.-tir. de la presse	Sourdeval (Manche).
58	Laurens, Jean	soldat 117e de l. 2e b. 1re c.	Grisolles (Tarn-et-Gar.).
59	Lefur, Jean-Marie	11e sec. d'ouv. d'adminis.	Planneouz (Finistère).
60	Lombard, Pierre	g. m. 36e rég. 2e b. 4e c.	St-Maurice (Vienne).
61	Lamouroux, Fulcrand	g. m. 45e rég. 2e b. 6e c.	Bélarga (Hérault).
62	Leblond, Auguste	4e zouaves, 1er b. 2e c.	Bourges (Cher).
63	Mignonneau, Marius-Fr.	soldat 51e de l. 4e b. 5e c.	Nantes (Loire-Infér.).
64	Mouty, Léonard	soldat 51e de l. 4e b. 1re c.	Vic (Haute-Vienne).
65	Menez, Anatole	cap. 3e zouaves, 3e b. 5e c.	Paris.
66	Marie, Louis	g. nat. 9e rég. 82e b. 1re c.	Villy-Bocage (Calvados).
67	Neveu, Armand-Martial	sol. 51e de lig. 4e b. 3e c.	Voves (Eure-et-Loir).
68	Noé, Laurent-Pierre-An.	artificier 6e d'artillerie, b.	Hautpoul (Pyrénées-Or.)

LISTE DES BLESSÉS (Suite et fin)

Nos D'ORDRE	NOMS ET PRÉNOMS	CORPS MILITAIRES	LIEU DE NAISSANCE
69	Nosny, Louis-Jules	garde national, 82e b. 1re c.	Paris.
70	Niguet, Paul	sol. 69e de l., 5e b. 2e c.	Charles (Nièvre).
71	Phalon, Ernest	g. m. Côte-d'Or, 2e b. 4e c.	Lucey (Côte-d'Or).
72	Prillon, Pierre	sol. 14e l., 4e b. 2e c. 14e m.	St-Jean-Coulon (Mayen).
73	Parmentier, Joseph	sol. 36e m., 1er b. 6e c.	Nancy (Meurthe).
74	Pallat, Joseph	chasseur au 15e b. à pied.	La Cavalerie (Aveyron).
75	Pichard, Jean-Louis	gend. 2e rég. à cheval, 4e esc.	Saints (Seine-et-Marne).
76	Poirier, Louis-Jacques	sol. 35e de l., 1er b. 2e c.	Fontenay (Loir-et-Cher).
77	Perceval, Jean-Marie	sol. 112e de l., 2e b. 4e c.	Rilly-la-Montag. (Marne).
78	Picard, Étienne	g. m. 36e rég., 1er b. 7e c.	Ponant (Vienne).
79	Pomeron, Elysée	sol. 117e de l., 1er b. 2e c.	Monceau (Aisne).
80	Pelletier, Pierre	cap. g. n. 158e de m. 4e c.	Montreuil (S.-et-Marne).
81	Quinqueneau, Louis	g. m. 36e de m., 1er b. 6e c.	Angliez (Vienne).
82	Robert, Pierre	empl. aux terrass. des remp.	Bruxelles (Belgique).
83	Roulot, Edme	Charretier,	Lachèze (Nièvre).
84	Rivoirard, Gaspard	sol. au 136e de ligne.	St-Christot (Loire).
85	Rodange, Armand	clair. 4e zouaves, 3e b. 1re c.	Chevency (Meuse).
86	Robert, Charles	sol. 2e rég. d'inf. de marine.	Jussy (Yonne).
87	Roy, Charles	g. m. de Seine, 16e b. 6e c.	Poitiers (Vienne).
88	Ribière, François	sol. 13e de l., 3e bat. 3e c.	Bouillargues (Gard).
89	Rochasson, Ernest-Eug.	g. m. du Loiret, 2e b. 4e c.	Châteaurenard (Loiret).
90	Remonté, Pierre-Prosper	blessé civil.	St-Orain (Seine-et-Oise)
91	Roux, Eugène	g. n. 11e de m., 24e b. 2e c.	Auxerre (Yonne).
92	Salmet, Jacques	sol. 28e l., 36e m. 2e b. 4e c.	Bourganeuf (Creuse).
93	Sittler, Denis-Léon	11e rég. d'art. 20e batterie.	Paris.
94	Sigoillot, Louis-Joseph	sol. 23e ch à pied, 1re c. 8e e.	Dijon (Côte-d'Or).
95	Schray, Charles	trom. tr. d'ar. 1er es. 3e c.	Strasbourg (Bas-Rhin).
96	Thévin, Louis-Philippe	sol. 51e de lig., 8e b. 7e c.	Bray (Loiret).
97	Thuillier, Alfred	g. m. S.-Inf., 1er bat. 3e c.	Dieppe (Seine-Inlér.).
98	Toscan, Philippe	soldat au 129e de ligne.	Nice (Alpes-Maritimes).
99	Vintroll, Charles	sol. 117e de l., 1er b. 2e c.	Paris.
100	Valentini, Pierre	g. m. de la Seine, 5e b. 2e c.	Paris.
101	Vaillant, Elysée	sol. 1er rég. tr. eq. 18e c.	Annois (Aisne).
102	Vaudry, Frédéric	charpentier de marine.	Clinchamps (Calvados).

LISTE DES FIÉVREUX

Nos D'ORDRE	NOMS ET PRÉNOMS	CORPS MILITAIRES	LIEU DE NAISSANCE
1	Assailly, Alexandre	sol. 2e zouaves, 2e b. 2e c.	Niort (Deux-Sèvres).
2	Aspeaneatz, J.-Baptiste	sol. 125e de l., 2e b. 5e c.	St-Mart.-d'And. (Al.-M.)
3	Avril, Étienne	sol. 36e mob., 1er b. 7e c.	Ponant (Vienne).
4	Antreaux, Louis	cap.-clair. 3e b. fus.-marins	Salzouard (Nord).
5	Brissot, Isidore	28e de m. ex-2e grenadiers.	Cornant (Yonne).
6	Bernard, Joseph	cap. 59e de l., 4e b. 3e c.	Val d'Ajol (Vosges).
7	Bléhaut, Benoit-Louis	franc-tireur de la presse.	Landrecies (Nord).
8	Becker, Jean-Baptiste	sol. 3e régiment du génie.	Merlebach (Moselle).
9	Brechemier, Pierre-Fr.	cap. g. mobile, 3e b. 3e c.	Chavilly (Loiret).
10	Bonnefond	brig., g m. Rhône, 2e c. p.	Lyon (Rhône).
11	Bernard, Modeste-Jules	sol. 138e de l., 3e b. 5e c.	Sarrogna (Jura).
12	Buhl, Martin	sol. 138e de l., 2e b 4e c.	Metreral (Haut-Rhin).
13	Bruschini, Pierre-André	sol. 117e de l., 2e b. 4e c.	Castello de Rostino (Cor.)
14	Barlemand, Adrien	garde nat., 116e b. 3e c.	Moisenay (Seine-et-M.).
15	Basset, Victor	sapeur à la lég. du gén. aux.	Perpignan
16	Collin, Jean	soldat 3e rég. de zouaves.	Lavelines (Vosges).
17	Chappart, Isidore-Ludovic	sol. 28e de m., 2e b. 6e c.	Dossainville (Loiret).
18	Chateau, Ernest Charles	59e de l. 4e bat. 3e comp.	Villeneuve-St-G. (S.-O.)
19	Calande, Paul	71e de l. 4e bat. 1re comp.	La Chapelle (Cher).
20	Cochu, Joseph-Léon	51e de l. 4e bat. 5e comp.	Marly-la-Ville (S.-et-O.)
21	Charbonneaux, Louis		Fontenay (Vendée).
22	Calvet, Jacques	sol. 117e de l., 2e b. 1re c.	Taillet (Pyrénées-Orien.)
23	Cabasson, Charles	soldat 22e d'art. 5e batterie.	L'Isle-sur-Doubs (Doubs)
24	Coulbeau, Jonas	g. m. 60e rég. 2e b. 1re c.	Bréval (Seine-et-Oise).
25	Culcain, Léon	soldat 4e rég. de zouaves.	Machecaul (Loire-Infér.).
26	Coignet, François	soldat 118e de ligne.	Chauzeau (Indre-et-L.).
27	Dépêches, Claude-Antoine	sol. 15e b. de ch. à pied 5e c.	Dijon (Côte-d'Or).
28	Denieult, Jean-Marie	sol. 14e de m. 4e b. 2e c.	St-Galtier (Loire-Infér.).
29	Dumet, Nicolas	s.-maj. g. nat. 238e de m.	
30	Dervil, Alexandre-Désiré	garde nat. 78e bat. 4e c.	Paris.
31	Esapo, Samuel	mar.-log. 1er esc. cav. de la R.	Raab (Hongrie).
32	Forestier, Eugène	franc-tireur de la presse.	Arles (Bouch.-du-Rhône).
33	Forest, Antoine	sol. 59e de l., 4e b. 2e c.	Falga (Haute-Garonne).
34	Foucaud, Jean	sol. 114e de l., 2e b. 4e c.	Vinssac (Charente).

LISTE DES FIÉVREUX (Suite)

Nos D'ORDRE	NOMS ET PRÉNOMS	CORPS MILITAIRES	LIEU DE NAISSANCE
35	Guttin, Émile-Joseph	m.-d-log. 2e r. de gen. 6e c.	Grenoble (Isère).
36	Gervais, Auguste	c. fr. ch. fer l'Est, 1er b. 5e c.	Gr.-Paroisse (S.-et-Mar.)
37	Godon, Théophile	garde mobile, 1er bat. 1re c.	Villiers-Herbisse (Aube).
38	de Gawronski, Paul-Ad.	fr.-tir. de la pr. 2e c. 8e es.	Angès-en-Sant. (Somme).
39	Guénot, Hippolyte	g m. Côte-d'Or, 1er b. 7e c.	Bravey-en-Pl. (C.-d'Or).
40	Guérin, François	g. m. Côte-d'Or, 4e b. 6e c.	Braux (Côte-d'Or).
41	Grrusard, Justin	sol. 136e de l., 1er b. 1re c.	Genouillé (Saône-et-L.).
42	Gauthier, Gilbert	sol. 118e de l., 2e b. 2e c.	Enthenay (Nièvre).
43	Giverny, Émile	ouv. mil. d'ad., 2e sec. 1re c.	Bennecourt (S.-et-Oise).
44	Gorski, Ladislas	capit. franc-tir. de la presse.	
45	Guyot, Ferdinand	sergt franc-tir. de la presse.	la Ferté-s-Jouarre (S.-M.)
46	Huchet, Claude	g. m. 40e de m. 2e b. 2e c.	Bagé-le-Châtel (Ain).
47	Henriot, Pierre-Nicolas	g. m. Côte-d'Or, 1er b. 2e c.	Chorey (Côte d'Or).
48	Hébert, Octave		
49	Jayer, Marius-Auguste	st g. m. Côte-d'Or, 1er b. 7e c.	S-Jean-d-Losne (C.-d'Or.
50	Jouin, François	sol. 134e de l., 2e b. 3e c.	Mousterre (C.-du-Nord).
51	Jadelot, Eutrope-François	capitaine au 126e de ligne.	Thélod (Meurthe).
52	Lemarchand, Prosper	g. m. de Seine, 16e b. 7e c.	Paris.
53	Lanrcville, François-Silas	11e batterie, artillerie de m.	St-Waast (Seine-Inf.).
54	Lucotte, Ernest-Claude	garde mobile, 16e bat. 6e c.	Paris.
55	Legrand, Claude-Léon	g. m. Côte-d'Or, 2e b. 5e c.	Orain (Côte-d'Or).
56	Léger, François	g. m. Côte-d'Or, 1er b. 3e c.	Courcelles (Côte-d'Or).
57	Leflem, Guillaume	sol. 4e zouaves, 2e b. 4e c.	Lambezellec (Finistère).
58	Laucssière, Jean		Bénevent (Creuse)
59	Longequeue, Antoine	sol. 138e de l, 2e b. 3e c.	St-Priest (Haute-Vienne)
60	Lebeau, Jean-Marie	g. m 28e rég., 5e b. 3e c.	Périac (Loire-Inférieure).
61	Leroux, Je.n	g. m 28e rég, 5e b. 3e c.	Giraudenot (Loire-Inf.).
62	Larivière, François-Louis	lieut. 120e de l., 2e b. 1re c.	Ribevacy (Bas.-Pyrénées).
63	Maupertuis, Henri	chasseur à pied, 7e b. 8e c.	Versillac (Creuse).
64	Merle, Mathias	garde mobile, 16e bat. 1re c.	Monderen (Moselle).
65	Martin, Quentin	g m. Côte-d'Or, 2e b. 5e c.	Fongegrive (Côte-d'Or).
66	Mongelard, Paul	sol. 56e de l., 2e b. 6e c.	Chambéry (Savoie).
67	Macaire, Jules	g. m. S.-et-Oise, 3e b. 8e c.	Pontoise (Oise).
68	Maillard, Eugène	sol. 123e de l., 3e b. 1re c.	Versillac (Creuse).

LISTE DES FIÉVREUX (Suite et fin)

Nos d'ordre	NOMS ET PRÉNOMS	CORPS MILITAIRES	LIEU DE NAISSANCE
69	Marty, Pierre	cap. 138e de l., 3e b. 6e c.	Brantôme (Dordogne).
70	Mazières, François	sol. 138e de l., 2e b. 2e c	Grignolles (Dordogne).
71	Mailhes, Jean-Baptiste	sol. 138e de l., 3e b. 3e c.	Fouget (Cantal).
72	Mercier, Yves	sol. 134e de l., 3e b. 4e c.	Plougourvest (Finistère
73	Martaud, Jean	brigadier, 14e drag. 1er esc.	Jarnac (Charente).
74	Nolard, Camille-Raphaël	garde m. 16e bat. 1re comp.	Soissons (Aisne).
75	Naigeon, Louis	garde m. 1er bat. 3e comp,	St-Cerv.-en-Vall. (S.-L.
76	Nanty, Pierre	sol. 135e de l., 1er bat. 6e c.	Saint-Elment (Nièvre).
77	Petit, Alphonse-Étienne	cap. 5e b. 8e c. g. m. Seine.	Versailles (Seine-et-Oise)
78	Philidor, Louis	sol. au 118e de l., 3e b. 3e c.	Lorient (Morbihan).
79	Pourcel, Martin	sol. 117e de l., 3e b. 2e c.	Rouge (Ariège).
80	Pataureau, Henri-Th.	garde m. 18e bat. 3e comp.	Saint-Maurice (Seine).
81	Pierrot, Eugène	cap. 60e r. m. S.-O. 2e b. 4e c.	St-Martin-la-Gar. (S.-O.)
82	Payart de Fitz-James, E	cap. 22e b. 8e c., ch. à pied.	Paris.
83	Philidor, Louis	sol. 118e de l., 3e b. 3e c.	Lorient (Morbihan).
84	Quéré, Guillaume-Marie	cap. d'arm. 3e b. 3e c. fus.-m.	Plougonvélin (Finistère).
85	Royer, Rémy	g. m. Côte-d'Or, 2e b. 2e c.	Montmayen (Côte-d'Or).
86	Renaudin, François-Léon	g. m. Côte-d'Or, 1er b. 6e c.	Nuits (Côte-d'Or).
87	Rousseau, Pierre	cap. 117e de l., 1er b. 6e c.	St-Junien (Hte-Vienne).
88	Robert, Auguste	sol. 136e de l., 2e b. 6e c.	Noyers (Haute-Marne).
89	Robert, Nicolas	sol. 117e de l., 1er b. 3e c.	Libourne (Gironde).
90	Rossotte, Henri-Edmond	m.-d.-log. 4e b. art. g. n. Seine	Paris.
91	Ricordel, Jean-Baptiste	g. m. 28e rég 5e b. 7e c.	Avessac (Seine-Inférieure)
92	Sussini, Joseph-Antoine	sol. 116e de l., 2e b. 6e c.	Serra (Corse).
93	Teyssier, Victor	11e bat. artil. de marine.	Durget (Ardèche).
94	Thévenot, Léonard-Gabr.	cap. g. m. Seine, 8e b. 5e c.	Meymac (Corrèze).
95	Thévenot, Léonard-Gabr.	cap. g. m. Seine, 8e b. 5e c.	Meymac (Corrèze).
96	Verlin, Pierre	g. m. 36e de m. 3e b. 7e c.	Marigny (Vienne).
97	Voyer, Jean-Baptiste	g. m. S.-et-Oise, 5e b. 8e c.	Villaine (Seine-et-Oise).
98	Vandenabel, Théophile	sol. 138e de l., 2e b. 2e c.	Nolbec (Nord).
99	Valquener, Émile	sol. 138e de l., 2e b. 2e c.	Bayon (Nord).
100	Vanoly, Dominique	fr.-tir. de Paris, 2e b. 3e c.	Mesaco (Suisse).

Statistiques

Nous sommes à même de pouvoir dire exactement, pour chacun des militaires compris dans les listes qui précèdent : le jour de son entrée à l'ambulance, la durée du séjour qu'il y a fait, la cause de sa sortie et la nature de ses blessures ou de sa maladie, etc., etc.; Mais cela serait un volume à écrire. Pour rester dans les limites d'une notice, nous nous bornerons aux statistiques suivantes :

Statistique sur le Service chirurgical

Le service chirurgical a eu à traiter depuis le 22 septembre 1870 jusqu'au 7 mars 1871, 107 blessés, voici le relevé des cas les plus graves, dressé par le 1er interne, le Frère *Ormières :*

5 plaies de la face ou du crâne par arme à feu (balles).
2 plaies pénétrantes du thorax par balles ou éclats d'obus.
8 plaies des muscles de la poitrine par balles.
5 plaies de la région dorsale par balles.
5 plaies des muscles de l'abdomen par balles.
2 plaies des muscles de la région lombaire par arme à feu.
19 plaies des membres supérieurs (bras, avant-bras, mains), par balles.
21 plaies des membres inférieurs (cuisses, jambes, pieds), par balles ou éclats d'obus.
3 ouvertures des articulations par éclats d'obus (une a nécessité l'amputation de la cuisse).
19 contusions,
11 ecchymoses,

7 escharres, par éclats d'obus ou par balles mortes.
4 fractures simples des extrémités.
3 plaies avec fractures communitives.

La mortalité a été de 6 p. 0/0.

Comme complications il y a eu : 6 cas d'érysipèle, 1 cas de commencement de pourriture d'hôpital, 15 cas de bronchite, 5 cas d'accidents secondaires (syphilides), 4 cas de résorption purulente.

Statistique sur le Service médical

Nous avons dit que ce service a reçu 108 malades atteints d'affections diverses: Bronchites aiguës, dysenteries, diarrhées, fièvres typhoïdes, rhumatismes, congélations, varioles, etc., etc.

Il y a eu quelques cas d'érysipèle évacués du service chirurgical.

Quant aux varioleux, ils ne séjournaient pas à l'ambulance: un service organisé par le Ministère de la guerre permettait de les évacuer tous les jours sur l'hôpital d'Ivry.

La mortalité, dans le service médical, a été un peu moins de 5 %.

Ni dans ce service, ni dans le service chirurgical il n'y a eu à constater aucune tendance à épidémie.

Au bout d'un certain temps de séjour dans les salles, les malades comme les blessés arrivés à la période de convalescence étaient évacués sur les annexes. Ces annexes ont été de la plus grande utilité pour trois blessés (les plus gravement atteints) qui étaient arrivés à un tel point de saturation des salles que la guérison de leurs plaies en était retardée.

Les Visiteurs

Bien que chaque membre du Conseil de l'Ordre, à cette douloureuse époque, eût sa tâche spéciale au service du Pays, ceux qui n'avaient pas accepté de mandat au dehors vinrent, quand leurs devoirs leur en laissaient le loisir, visiter leurs collègues et les malheureux défenseurs de la Patrie confiés à leurs soins.

Il en fut de même des chefs d'Ateliers et des Maçons.

Outre ces visites qui reconfortaient le Frère De Saint-Jean dans sa rude tâche; outre les visites officielles du commandant Triboud, inspecteur du IVe secteur, l'Ambulance du Grand Orient fut honorée de la visite de personnages importants. Parmi les célébrités médicales nous citerons : le *baron Larrey*, *Nélaton* et *Verneuil*, et parmi les journalistes, *Hébrard* et *Piedagnel*.

M. *Hébrard*, directeur du journal *le Temps*, promit aux blessés de leur envoyer gratuitement ce journal ; il a tenu parole : *le Temps* leur a été adressé pendant toute la durée de l'ambulance.

M. *Piedagnel*, au lendemain de sa visite, faisait insérer dans *Paris-Journal*, (n° du 12 Février 1871), l'article suivant, sous le titre de *Revue des Ambulances :*

« Grand Orient de France. — 16, rue Cadet.

« *Fraternité !* Combien d'idées fécondes, nobles et généreuses, se trouvent soudain éveillées par ce mot admirable ! Il résume à lui seul toute la doctrine de la franc-maçonnerie, et, en établissant une ambulance dans leur vaste hôtel, les membres du Grand Orient de France ont prouvé que chez eux les actes sont d'accord avec les paroles.

« Dès le 16 septembre, deux services bien distincts, blessés et fiévreux, s'organisaient rue Cadet. Les francs-maçons s'étant empressés de prendre à leur charge les dépenses, ont tenu à ce que toutes les fonctions — gratuites, sans exception, — fussent remplies par des membres de l'association, — par des *frères*.

« Chirurgiens, médecins, administrateurs, brancardiers, infirmiers, etc., tous sont donc francs-maçons.

« Quarante lits pour les blessés,— dans la magnifique salle des réunions officielles. M. Bécourt, chirurgien, voulant rester constamment à proximité des braves soldats confiés à ses soins éclairés, a élu domicile dans l'hôtel.

« Pour les malades proprement dits, également quarante lits. M. de Saint-Jean est le médecin en chef, et en même temps le président de la commission de l'Ambulance.

« Le secrétaire-général du Grand Orient, M. Thévenot, et l'économe, M. Platel, se sont aussi consacrés à cette œuvre avec un dévouement qu'aucune difficulté ne peut lasser.

« Le personnel se compose, en outre, de:

« M. Thévenot fils, pharmacien en chef ;

« De quatre internes et de quatre infirmiers ;

« Mme Bécourt dirige le service de l'alimentation.

« Tous les travaux de lingerie sont exécutés par une vingtaine de dames, sous la direction de Mme de Saint-Jean.

« Le blanchissage est fait gratuitement par Mme Bouchetal.

« Rue de Richelieu, n°s 83 et 110, dix lits sont préparés pour les convalescents.

« Un étage de l'hôtel du Grand Orient est, en temps ordinaire, réservé aux francs-maçons voyageurs qui, par suite de leur trop modeste fortune, sont dans l'obligation de ne négliger aucune économie. Il y a même, également à leur disposition, un réfectoire, une bibliothèque et un fumoir. Aujourd'hui cet étage, composé de neuf chambres très convenablement meublées, est destiné aux officiers malades ou blessés.

« Avant l'investissement, le comité avait déjà reçu des loges de province et de l'étranger des dons importants, qui ont servi à l'achat du matériel (quatre-vingts lits garnis, etc.), et d'une notable partie des provisions de bouche.

« Soixante dix malades sont actuellement soignés dans l'hôtel.

« Sur deux cents militaires traités depuis le début, aux frais de l'association, on n'en a perdu que cinq.

« MM. Nélaton, le baron Larrey et Michel Lévy ont visité l'Ambulance avec un très vif intérêt.

« Il est sans doute inutile de déclarer ici que les malades et blessés de toute religion, de toute nation, sont accueillis, rue Cadet, de la même manière, c'est-à-dire avec la plus franche cordialité.

« L'un des hôtes du Grand Orient de France, le capitaine Figeac, du 10e bataillon des mobiles de la Seine, vient d'être décoré. Pendant son séjour à l'Ambulance, le nommé Foret, du 50e de de ligne, a reçu la médaille militaire.

« Une Ambulance volante composée de trois voitures, avec un personnel de quinze brancardiers, a recueilli des blessés sur les divers champs de bataille.

« Tout a été soigneusement prévu, on le voit, — et cette Ambulance ne ment pas à la belle devise de ses organisateurs : *Fraternité*! »

— On s'attendait depuis longtemps à une visite à laquelle la Commission de l'ambulance attachait le plus grand prix. Le 10 novembre 1870, en effet, la lettre suivante avait été adressée à M. le général Trochu, gouverneur de Paris :

A M. le Général Trochu, Président du Gouvernement de la Défense nationale, Gouverneur de Paris.

Monsieur le Gouverneur,

« Nous avons appris par la voie des journaux, que vous aviez « honoré de votre visite l'ambulance de la Presse.

« Le Grand Orient de France vous serait profondément recon- « naissant si un pareil honneur pouvait être fait à celle qu'il a « fondée une des premières, dans son hôtel, rue Cadet, 16, et dont « il fait absolument tous les frais.

« Nous serions d'autant plus heureux de cette visite, Monsieur « le Gouverneur, qu'elle nous permettrait d'appeler votre attention sur quelques-uns de nos blessés, vieux soldats, qui nous « paraissent dignes de votre bienveillante sollicitude.

« Dans l'espérance qu'au milieu de vos graves et importantes « occupations, il vous sera permis de disposer d'un instant pour « réaliser nos vœux,

« Nous avons l'honneur d'être, Monsieur le Gouverneur, « avec une respectueuse considération, vos obéissants servi-« teurs. »

Le Directeur de l'ambulance,
chef du service médical,
« De Saint-Jean. »

Le chef du service chirurgical,
« G. Bécourt. »

En marge de cette lettre, *M. Nélaton* qui se trouvait ce jour-là à l'hôtel du Grand-Orient, écrivit ce qui suit :

« J'ai visité plusieurs blessés dans l'ambulance du Grand-« Orient, et je suis heureux de pouvoir certifier qu'elle présente « les conditions d'une installation parfaite : les résultats obtenus « dans cet établissement, ne laissent rien à désirer. »

» Nélaton. »

Le Général Trochu répondit par une lettre sans date, arrivée au Grand-Orient le 23 novembre, et adressée à *Monsieur le Directeur de l'ambulance du Grand Orient de France.*

Cette lettre était ainsi conçue :

Monsieur,

« J'ai l'intention de visiter successivement toutes les ambu-« lances, et je ne manquerai pas de répondre au désir que vous « voulez bien m'exprimer; je sais avec quelle sollicitude vous « remplissez la mission que votre patriotisme vous a inspirée ;

« et je me plais à vous adresser, avec mes félicitations, l'expres-
« sion de la reconnaissance du Gouvernement.

« Recevez, monsieur, l'assurance de ma considération « très distinguée.

« Le Gouverneur de Paris,
« GÉNÉRAL TROCHU. »

Mais la promesse du général Trochu ne se réalisa pas. L'ambulance n'eut jamais l'honneur de sa visite.

Sous la Commune.

La paix était faite ; on renaissait à la vie et aux affaires. La Commission pensa à rendre à la Maçonnerie parisienne l'usage de ses Temples et décida la fermeture de l'Ambulance. Plusieurs blessés y étaient encore. Ils furent évacués le 7 mars 1871 sur l'hôpital Saint-Martin.

Restait à faire l'inventaire du mobilier, du linge, des ustensiles, des instruments, etc., dont on pourrait tirer parti, à procéder à une liquidation et à assainir les salles.

Ces mesures étaient en cours d'exécution lorsque la guerre civile, en faisant de nouvelles victimes, créa de nouveaux devoirs à la Commission, et l'Ambulance à peine fermée fut rouverte le 12 avril, sans aucune attache officielle, avec le personnel suivant, dont le dévouement ne s'est jamais démenti :

Les Docteurs	De Saint-Jean. Bécourt. Montanier.
Les Internes.	Ormières. Guillaumet.
Mesdames.	Bécourt. De Saint-Jean. Thévenot.

Constatons qu'à ce moment M. *Ornières* était sur le point de quitter Paris (toutes ses dispositions étaient prises dans ce but) et que M. *Guillaumet*, libéré comme garde mobile et que rien n'obligeait à rester dans la capitale, au milieu de la guerre civile, était pressé par ses parents de la Haute-Marne de venir prendre du repos auprès d'eux. Ni l'un ni l'autre n'hésitèrent à ajourner indéfiniment leur départ et à répondre au nouvel appel qui leur était fait. Ils reprirent l'un et l'autre leurs fonctions avec le dévouement le plus complet et le plus désintéressé.

L'emploi d'infirmier fut confié à M. *Ernest Bardon*, engagé volontaire pour la durée de la guerre et rendu à la liberté, qui apporta dans ses fonctions improvisées le zèle le plus intelligent et le plus empressé. Enfin, M. *De St-Jean* trouva dans les employés de l'administration du Grand Orient tout l'empressement, tout le dévouement nécessaires pour compléter le personnel et pourvoir à tous les besoins dans les différentes parties du service.

L'Ambulance ainsi réorganisée, reçut du 12 avril au 26 mai, c'est-à-dire dans l'espace de 44 jours, 106 blessés, militaires, gardes nationaux ou civils, dont les blessures présentent la statistique suivante :

Plaies du cuir chevelu,	par balle......	4
—	éclat d'obus......	2
Plaies du cerveau,	balle......	2
Plaies de la face,	balle......	5
—	éclat d'obus......	3
—	avec fracture......	1
Plaies pénétrantes du thorax	balle......	5
—	éclat d'obus......	1
—	avec fractures de côtes.	2
Plaies pénétrantes de l'abdomen,	balle......	5
Plaies de l'épaule,	balle......	4
—	avec fracture......	1

Plaies du bras, balle. 7
— éclat d'obus. 1
— avec fracture. 3
— désarticulation scap. hum. 1
— amputation. 1
Plaies de l'avant bras, balle. 2
— éclat d'obus. 1
— avec fracture. 1
— amputation. 1
Plaies de la main, balle. 4
— avec fracture. 2
— désarticulation. 1
Plaies des phalanges, balle. 1
— éclat d'obus. 1
Plaies de la cuisse, balle. 18
— éclat d'obus. 4
— avec fracture. 5
Plaies de la jambe, balle. 9
— éclat d'obus. 7
— avec fracture. 2
— amputation. 1
Plaies du pied, balle. 2
— éclat d'obus. 3
— avec fracture. 2
Luxations. 2
Entorses 3
Plaies de la région sacrée, balle. 1
— éclat d'obus. 2
Plaies des muscles du thorax, balle. 2
Plaies de la région hépatique, balle. 1
Plaies des articulations, balle. 2
— éclat d'obus. 1
Phlegmons 5
Brûlures 2
Ecchymoses 7
Contusions 3

Mortalité.

Dans cette seconde période de l'ambulance, les chefs de service ont eu la douleur de compter 23 décès sur 106 blessés; tandis que dans la première période, qui comprend plus de cinq mois, il n'y a eu que 11 morts à déplorer sur 208 blessés ou malades.

Cette progression qui a été la même dans toutes les Ambulances, dans tous les hôpitaux de la capitale, s'explique autant, d'après les hommes de la science, par l'état de surexcitation où se trouvaient la plupart des combattants que par la gravité des blessures.

Les Relations.

Si du mois de septembre 1870, au mois de mars 1871, la direction de l'Ambulance n'a cessé d'avoir les meilleurs rapports avec les représentants de l'Autorité civile et militaire, elle a gardé, de la manière la plus absolue, son caractère privé indépendant et purement humanitaire pendanttoute la durée de la Commune.

MM. De Saint-Jean, Bécourt et Montanier, uniquement préoccupés de l'honneur de l'Institution maçonnique, sont restés constamment d'accord de considérer, à leurs risques et périls, comme nuls et non avenus et comme entièrement étrangers à l'œuvre entreprise par le Grand Orient de France, toutes mesures, tous décrets, tous arrêtés, relatifs aux Ambulances et émanés de la *Commune* ou des fonctionnaires de la Commune.

C'est par le plus complet silence qu'il a été répondu, par exemple, à des injonctions comme celle-ci adressée au Directeur, par le chirurgien principal de la 9e légion :

Paris, 19 mai 1871

« Citoyen Directeur,

« Vous aurez à m'envoyer tous les jours, avant midi, un des « tableaux ci-joints constatant le mouvement journalier de votre « Ambulance...

« Salut et Fraternité.

Le chirurgien principal de la 9e légion,

Dr ***

Le silence de M. de Saint-Jean lui valut le lendemain un nouvel ordre tout aussi impératif et ainsi conçu :

Paris, le 20 mai 1871.

« Ordre,

« Au citoyen Directeur, de m'envoyer demain, *avant midi* et « ainsi chaque jour, le tableau que je lui avais demandé pour « aujourd'hui.

« Le chirurgien principal de la 9me légion.

Dr ***

« — Bureaux du chirurgien principal, — 59, avenue de la « Nation (place de la Nation). »

C'est par ce second ordre seulement que nous apprîmes à quelle adresse il fallait adresser les tableaux demandés. Mais au lieu de ces tableaux, M. de Saint-Jean, dont l'indignation était extrême et qui savait que ses sentiments étaient entièrement partagés par ses confrères et par tout le personnel, rédigea comme réponse au docteur***, le document suivant :

« Les soussignés, Président et Chirurgiens de l'ambulance « du Grand Orient de France, croient devoir faire observer

« au Docteur*** qu'ils n'ont pas à obtempérer à une injonc-
« tion et qu'ils refuseraient de répondre à toute commu-
« nication faite dans les termes de celles qu'il leur a
« adressées.

« Si donc les relations de service devaient se continuer
« sur ce ton, les soussignés se verraient dans la pénible
« nécessité de fermer l'ambulance et prieraient le Docteur
« *** de vouloir bien leur indiquer sur quel point ils peu-
« vent diriger les blessés actuellement en traitement dans
l'ambulance du Grand Orient.

Le Président
Chef du service médical,
De Saint-Jean.

Les Chefs du service chirurgical,
H. Montanier,
G. Bécourt.

Paris, ce 22 mai 1871.

Le Frère *Thévenot* fut chargé de porter cet ordre séance tenante, avenue de la Nation (*avenue de l'Opéra*), et d'insister auprès du Docteur*** pour lui faire comprendre qu'il perdrait son temps à rattacher par un lien quelconque, à la *Commune*, l'œuvre humanitaire que le Grand Orient avait cru devoir continuer. Mais le Docteur *** était absent. Le Frère *Thévenot* ne trouva à son domicile qu'un garde national, sans doute *son ordonnance,* qui était loin d'être en état de le comprendre. Il se retira sans laisser le pli dont il était porteur. — Le lendemain, 23 mai, les fonctionnaires de la *Commune* avaient d'autres préoccupations et ne s'inquiétaient plus de notre ambulance.

Et lorsque le 7 juin, après 56 jours de durée, depuis sa réouverture, l'ambulance du Grand Orient de France dût être évacuée, par suite d'une mesure générale, commune à toutes les ambulances, ces Messieurs ne dévièrent pas de cette ligne de conduite : l'Intendance militaire releva dans nos salles des blessés recueillis, sans distinction, sur divers lieux de combat, mais dont les noms, les titres et les qualités *restèrent et resteront ignorés*.

Nous croyons devoir clore ces notes rapides en relatant ci-après le procès-verbal qui fut dressé le dimanche 28 mai, après la guerre civile, à propos d'un incident sans importance, mais dont les ennemis de la Maçonnerie cherchèrent à tirer parti :

« Procès-verbal,

« Étaient présents à l'Hôtel du Grand Orient de France, le dimanche, 28 mai 1871, à 9 heures du matin, MM. Bécourt, De Saint-Jean et Montanier, chacun dans les salles respectives des blessés confiés à leurs soins.

« A 9 heures et demie, un capitaine de la garde nationale entre dans l'hôtel et se dirige dans la salle du Casino, qui sert d'annexe à l'ambulance ; il est reçu par l'infirmier de garde qui lui demande qui il est et ce qu'il veut.

« Sur sa réponse qu'il est de la maison et qu'il vient voir les blessés, l'infirmier, conformément à la consigne qu'il avait reçue des chefs de service, s'oppose à son entrée et lui déclare qu'il a ordre de ne laisser voir les blessés par personne sans l'autorisation des chirurgiens.

« Le capitaine se met alors en quête de M. Bécourt et rencontrant le 1er interne en chirurgie, M. L. Ormières, il le prie de dire à M. Bécourt qu'un capitaine désire lui parler. Prévenu, M. Bécourt charge M. L. Ormières de s'informer du motif de cette visite, et dans quelques paroles qu'il échange avec le capitaine, M. L. Ormières reçoit de lui cette communication : « faisons sauver les blessés fédérés. »

« M. Ormières répond : Le Grand Orient de France n'a, dans son ambulance, ni civils, ni fédérés, ni soldats réguliers ; il n'a que des blessés, rien que des blessés envers lesquels il remplit, sans distinction, un devoir d'humanité.

« Sur cette réponse le capitaine quitte l'hôtel et quelques instants après un poste de six gardes nationaux pénètre dans la cour.

« Le capitaine, revenu avec eux, s'abouche avec M. De Saint-Jean, président, et avec un des chirurgiens, le Docteur Montanier. Ces Messieurs protestent contre l'immixtion de l'autorité militaire au sein de l'ambulance ; ils demandent au capitaine de quel droit et par quel ordre le poste a été envoyé.

« Le capitaine répond que c'est par ordre du Colonel qui commande le 9e arrondissement.

« MM. De Saint-Jean et Montanier déclarent ne pouvoir s'en rapporter à cette affirmation et demandent qu'on leur produise un ordre écrit.

« Le capitaine se retire en laissant le poste.

« Messieurs De Saint-Jean et Montanier protestent de nouveau, auprès du chef du poste, contre l'entrée de la force armée dans la cour de l'hôtel.

« Ils déclarent qu'ils ne souffriront cette violation de domicile que contraints et forcés ; leur attitude fait évacuer la cour ; le poste se retire sur la voie publique. Par leur ordre la porte cochère est fermée.

« Cependant le chef de poste annonce qu'il va à la mairie faire part de ce qui arrive et de la réception qui lui est faite.

« MM. De Saint-Jean et Montanier s'y rendent de leur côté.

« Le chef de poste revient en leur absence, porteur d'un ordre ainsi conçu :

« Le Colonel, commandant supérieur du 9e arrondissement, « prescrit l'établissement d'un poste de 6 hommes, commandé « par un sergent, dans la cour du Grand Orient de France, rue « Cadet.

« Ce poste recevra une consigne particulière de l'autorité mili- « taire et sera chargé de la faire exécuter sans aucune modifica- « tion.

« Le Colonel, commandant le 9e arrondissement,

« A. CHARPENTIER. »

« Cet ordre est reçu par M. *Thévenot*, secrétaire, qui parlemente et obtient qu'il soit sursis à la pleine exécution de cet ordre jusqu'au retour de MM. Montanier et De Saint-Jean.

« Le retour de ces Messieurs ne tarde pas à avoir lieu. Ils ont vu MM. *Ferry*, Maire, *André*, adjoint, et M. le *colonel Charpentier*. Ils ont exposé à ces représentant de l'Autorité la ligne de conduite que leur traçait à la fois leur qualité de Francs-Maçons et leur qualité de chefs de service d'une Ambulance privée, où tout blessé est admis sans distinction; et sous leur assurance que leur mission est uniquement une mission humanitaire, étrangère à toute idée politique, le colonel a fait lever le poste, en disant « qu'il reconnaissait « lui-même toute la gravité de la mesure qu'il avait or- « donnée, qu'il allait en référer au maréchal de Mac-Mahon « et qu'ils auraient une réponse définitive à 4 heures. »

De St- Jean, Bécourt, Montanier.

— Ni à 4 heures, ni plus tard, aucune réponse ne fut faite, et les hommes qui se trouvaient représenter le Grand Orient de France, dans ces moments difficiles, eurent la satisfaction de voir le siège de l'administration respecté par le pouvoir régulier qui était en ce moment maître absolu de la capitale.

Le lendemain, lundi, 29 mai, quelques journaux, sans doute induits en erreur sur l'importance de cet incident, annonçaient qu'une perquisition avait été faite à l'Hôtel du Grand Orient de France.

Le 30, *ces mêmes journaux* démentaient cette nouvelle sur l'invitation que leur en avait adressée, séance tenante, le secrétaire, M. Thévenot.

Couronnement de l'Œuvre.

En fermant l'ambulance, le 7 mars 1871, M. De Saint-Jean adressa réglementairement à M. le Docteur Triboud, Inspecteur du 4e secteur, un rapport d'ensemble contresigné par le Chef du service chirurgical, M. Bécourt; il y manifestait l'espoir que les services rendus par MM. Ormières, Guillaumet et Martenot, internes, ne seraient pas oubliés.

Et le 11 du même mois, sur les conseils mêmes et sur les instances de M. l'Inspecteur, qui avait particulièrement pu constater le zèle du personnel et apprécier les services rendus par les internes, M. de Saint-Jean écrivit à M. l'Intendant général Wolff une lettre pour appeler son attention sur ces trois messieurs, et tout spécialement sur le premier.

Voici un passage de sa lettre :

« Depuis le 15 septembre, M. Ormières (1er interne) a fait un « service de nuit et de jour avec une intelligence remarquable; « il a eu à un moment l'œil gauche gravement compromis à la « suite d'un pansement.

« Ce jeune homme, que des services de même nature avaient « déjà fait remarquer à l'hôpital militaire de Saint-Denis (île de « la Réunion), a refusé, pour rester avec nous à titre gratuit, des « offres avantageuses d'une autre ambulance. »

Mais, outre cette démarche, la Commission ne pouvait oublier qu'elle avait d'autres devoirs à remplir, au nom de la Maçonnerie française.

Elle obtint de la *Société internationale de secours aux blessés des armées de terre et de mer,* présidée par M. le *Comte de Flavigny*, des diplômes et la croix de bronze de la dite Société pour tout le personnel non salarié de l'ambulance.

Elle fit frapper à la Monnaie, au coin du Grand Orient de France, des médailles d'argent qu'elle décerna :

A MM. Ormières et Guillaumet, internes ;
A Mme De Saint-Jean, Directrice de la lingerie ;
A Mme Bécourt, Directrice de l'alimentation ;
A Mme Thévenot, infirmière (service des blessés) ;
A Mme Poullain, infirmière (service des fiévreux) ;
A Mme Bouchetal, pour son large et généreux concours.

La commission eut la douleur de ne pouvoir comprendre M. *Martenot* dans ces récompenses honorifiques : il était mort ! mort à la peine !

Sur chacune de ces médailles on lit, d'un côté :

Ambulance du Grand Orient de France — Siège de Paris — 1870-1871 ;

Et de l'autre :

A M..... témoignage de reconnaissance.

— Telle était la situation lorsque survinrent les événements qui avaient fait rouvrir l'ambulance.

Pendant cette seconde période, nul ne pensa, bien entendu, à l'accueil qui pouvait être fait à la démarche de M. de Saint-Jean en faveur des internes ; et il eût été peut-être inopportun de la rappeler au lendemain du rétablissement de l'ordre, dans la capitale. — Il était convenable d'attendre.

Dans ces entrefaites, M. Ormières partit pour l'île de la Réunion, tant pour satisfaire au vœu de son vieux père, que pour refaire sa santé compromise par les huit mois d'émotions et de fatigues que lui avait causées son service.

Des circonstances toutes particulières le retinrent longtemps hors de la France continentale. Il rentra à Paris le 15 octobre 1877 et s'y fixa. Il termina ses études et fut reçu docteur en médecine le 28 février 1880.

M. de *Saint-Jean*, constamment préoccupé de l'honneur et de la considération de l'Ordre, qu'il sert depuis nombre d'années, avec un désintéressement sans bornes, puisa dans le retour de M. Ormières et dans sa nouvelle position des forces qu'il n'avait pas auparavant pour solliciter en faveur de ce dernier une récompense dont l'éclat devait rejaillir sur le Grand-Orient de France ; il s'adressa directement au grand chancelier de la Légion d'honneur et demanda la croix pour son ancien 1er interne.

On nous saura gré de donner les deux passages suivants de sa lettre :

. . . .

« J'insiste d'autant plus, Monsieur le Grand Chancelier, en « faveur de mon confrère, que l'ambulance du Grand Orient « de France, annexe du ministère de la Guerre dans le 4e « secteur, pendant les événements de 1870-71, a été orga- « nisée l'une des premières et fermée l'une des dernières, à « Paris ; qu'elle a recueilli 316 blessés ou malades ; que la « Franc-Maçonnerie seule a fait face à tous les frais d'ins- « tallation, de chauffage, d'éclairage, de nourriture, de mé- « dicaments, etc. ; et qu'elle est la seule dont le personnel « médical n'ait été honoré d'aucune récompense !

« Vous penserez certainement comme moi, Monsieur le « Grand Chancelier, qu'il y a là un fait regrettable; fait que « je m'empresse de mettre sur le compte de circonstances « malheureuses et indépendantes des meilleures volontés, « mais que vous serez heureux de réparer, j'en suis con- « vaincu. Vous ferez ainsi un acte de justice, non seulement « envers la personne de M. le docteur Ormières, mais encore « envers une grande Institution que l'on trouve toujours et « partout où il y a du bien à faire ou de généreuses et libé- « rales idées à faire triompher. »

Cette lettre porte la date du 14 octobre 1881.

Peu de temps après, le 12 janvier 1881, M. le Docteur Ormières était nommé chevalier de la Légion d'honneur.

Et c'est ainsi que, grâce à la persistance de M. de Saint-Jean, les services rendus au Pays par la Maçonnerie française en 1870-1871, ont été officiellement reconnus.

M. le docteur *Montanier* est mort à Pise, en Italie, le 11 mars 1872.

M. le docteur *Bécourt* est mort à Paris, le 18 février 1875.

M. le docteur *De Saint-Jean* aime avant tout le silence sur les actes qui l'honorent.

Les faits que je viens d'esquisser à grands traits risquaient donc fort de rester dans l'oubli.

On me pardonnera si, dans cette occurrence, j'ai cru bien faire de les conserver à l'histoire et de les publier pour l'honneur du Grand-Orient de France.

THÉVENOT.

Chef du Secrétariat du Grand-Orient de France.

L'ambulance du Grand-Orient de France a coûté à la Maçonnerie 40,000 francs environ, bien que toutes les personnes qui ont prêté leur concours à cette œuvre, à quelque titre que ce soit, l'aient fait d'une manière absolument gratuite, à l'exception des serviteurs indiqués à la page 13.

Nous donnons ci-après la liste de ceux qui ont concouru à cette œuvre patriotique par des dons en nature. Le sentiment de la reconnaissance imposait d'autant plus cette publicité que le *Bulletin Officiel* a déjà donné la liste des dons en argent pour les victimes de la guerre (*Bulletin année 1870, pages 382 et 406 ; et année 1871, pages 271 et suivantes.*

Si ces dons n'ont pas été plus importants ; si les Ateliers n'ont pas mieux répondu à l'appel qui leur avait été adressé, n'oublions pas qu'il n'y a point de leur faute! — D'une part, l'investissement de Paris ne leur a pas permis de correspondre avec le Grand-Orient de France ; d'autre part, chaque orient, a eu, avant, pendant et après la guerre, des devoirs particuliers et locaux à remplir, des sacrifices à s'imposer.

Aucun Atelier n'a manqué à ces devoirs.

LISTE GÉNÉRALE DES DONATEURS

NOMS.	DOMICILES.	NATURE DES DONS.
D'ALTHON (Mlle),	rue Boulainvilliers-Passy,	charpie.
Ambulance italienne,	salle Ventatour,	2 barils vin de Marsala
Anglais (Fonds).	rép. par l'hôp. St-Martin,	linge, conserves, vins, pâtes, etc.
ARMAND,	48, rue Saint-Lazare,	10 flacons assainissants.
M. BACAULT,	18, avenue d'Italie,	vin.
F.·. BARRAL, pharmacien,	rue St-Honoré,	12 bouteilles vin de quinquina.
M. BAUDISSON,	179, boulev. de la Gare,	vin.
Mme BÉCOURT,	38, r. N.-D.-d.-Victoires,	confitures.
F.·. BÉCOURT, fils,	id.	chlorure de chaux, étoffe.
Mme BEKKERS,	27, rue Bleue,	charpie.
F.·. BÉLARD,	30, rue Richer.	linge, charpie.
F.·. BERR (Lucien),	66, rue de Bondy,	bandes, toile, linge.
Mme veuve BERSON,	—	linge.
Mme BLONDEL,	9, rue Rochechouart,	charpie.
F.·. BOISSON,	13, r. Paradis-Poissonn.,	sucre.
M. BONAMY,	83, rue de Richelieu,	vêtements.
Mme BONIS,	10, rue d'Enghien,	thé, vaisselle, linge.
Mme veuve BONNEAU,	13, rue Rochechouart,	charpie.
M. BONOGARD,	160, boul. Montparnasse,	éponges.
Mme BORGHÈSE,	—	linge.
M. BOUCHETAL,	83, faub. du Temple,	blanchissage grat. du linge de l'ambul.
Mlle BOURGUIGNON,	26, rue Cadet,	ouvrages divers (13 volumes).
F.·. BOUREL,	2 bis, avenue d'Italie,	Bordeaux et Malaga.
M. DE BROGHARD,	13, rue Rochechouart,	linge.
Mme BOURCART-KOECHLIN,	16, r. des Écuries-d'Artois,	toile, taffetas ciré, linge, tapis.
Mme BRUNSWICK,	21, rue Buffault,	linge, charpie, bandes.
M. BOEUF,	—	un bidon Phénol.
M. CALLOYER,	9, boulev. des Capucines,	linge et fruits.
Mme CARRÉ,	9, rue Rochechouart,	charpie.
M. CASTAGNIER,	211, boulev. de la Gare,	vin, bons de tabac.
Mme CHALMEL,	371, faub. Saint-Denis,	linge.
Mme CHAPUIS,	78, faub. Montmartre,	linge.
M. CHATRIAUX,	18, rue des Lombards,	vins et liqueurs.
Mme COCHON (Désiré),	—	charpie.
M. COHEN (Léonard),	42, rue Meslay.	jeux variés, livres et tabac.

LISTE GÉNÉRALE DES DONATEURS

(Suite)

NOMS.	DOMICILES.	NATURE DES DONS.
M. Courtelmant,	70, faub. Saint-Denis,	vin.
F.·. Cuel,	33, r. de Larochefoucauld,	tabac.
M. Cotte,	66, faubourg St-Antoine,	voiture et cheval pour ambul. volante.
Mme Dupeyrat,		
Mme Daigmer,	47, rue Rochechouart,	vaisselle.
F.·. Dalsace,	20, rue du Mail,	charpie.
Mme Dolfus,	45, rue de Chabrol,	linge.
Mme Dugit,	74, rue Amelot,	linge.
F.·. Duhamel,	41, rue des Martyrs,	vin.
Mme Dupiré,	3, rue Cadet,	linge.
Mme Durot,	8, rue Lamartine,	charpie
Mme Delanoue,	105, rue de Lafayette,	prêt d'un lit complet.
M. Decazes,	cap it. au 122e de ligne,	div. ouvrages p. la Maison de secours.
Mme de Saint-Jean,	22, rue de la Banque,	prêt d'ustensiles de cuisine.
M. David,	3, rue des Moulins,	voiture et cheval en permanence.
F.·. Ducoudray,	71, rue Lacondamine,	prêt de balances.
L'Encausse,	76, rue Taitbout,	prêt de deux lits complets.
Eaux de Vichy (Ce des),	boulevard Montmartre,	550 bouteilles vides.
M. Egger,	de l'Internationale,	conserves.
Mme Fenouillat,	7, rue Laffitte,	linge.
Mme Finet,	96, rue Blanche,	toile.
Mme Firmin-Laure,	10, rue Rochechouart,	charpie.
Mlle Flament,	14, passage Joinville,	charpie.
F.·. Foucaud,	10, rue de Ponthieu,	ouvrages divers (5 volumes).
Mme Guillardet,	9, rue Cadet.	charpie.
M. Guyot,	2, rue Boissy-d'Anglas,	vin.
M. Gervais,	36, rue Sainte-Anne,	linge.
F.·. Giraudeau,	63, rue Lafayette,	charpie.
M. Giraudeau,	33, rue des Jeûneurs,	charpie.
Mme Gond,	9, rue Rochechouart,	c arpie.
— et Mlle Gras,	1, cité Gailiard.	linge.
M. Greffeir,	2, rue Saint-Bon,	9 volumes, jeux variés.

LISTE GÉNÉRALE DES DONATEURS
(Suite)

NOMS.	DOMICILES.	NATURE DES DONS.
M. Gondolo,	—	50 biscuits.
M. Guyesse,	6, rue de Jessaint,	ouvrages divers (77 volumes).
Mme Guinet,	—	charpie.
M. Hainchelin,	5, cité de La Chapelle,	voiture et cheval pour ambul. volante
Mme Hermann-Meyer,	9, rue Cadet,	linge.
M. Humbert,	31, rue Rochechouart,	linge.
Internationale (Société),	rue de Courcelles,	vin, cognac, alcool, draps de lit, couvertures, linge, etc.
F.·. Jacquin,	7, rue des Guillemittes,	charpie, compresses.
Mme Krauger,	9, r. d. Orties-St-Honoré,	jeux divers, eau-de-vie, rhum.
Lauweyris,	205, boulev. de la Gare,	divers.
Lesage et Ce (Maison),	110, rue Richelieu,	entretien de 6 lits de convalescents.
F.·. Larasse,	14, avenue d'Italie,	vin.
M. Lachenaud,	65, rue Richelieu,	charpie.
Mme Lalonde,	31, faub. Montmartre,	linge, charpie, vin.
Mlle Lambert (Alice),	62, rue Lafayette,	linge et charpie.
M. Lanuzé,	47, rue Rochechouart,	réparat. grat. de 2 fauteuils p. l'ambul.
Mme Lotz (de Nancy),	101, rue Richelieu,	dons divers.
F.·. Lebon, imprimeur,	41, r. Cardinal-Lemoine,	impressions diverses.
Mme veuve Leblanc,	40, faub. Montmartre,	charpie.
M. Lebrun,	9, rue des Gobelins,	vin.
F.·. Léger,	60, rue de Provence,	charpie et draps.
M. Leroux,	25, rue Palestro,	éponges (30).
Mme Letellier,	10, rue Richer,	charpie, linge.
Mme Leverdier,	12, rue Cadet,	linge.
Lhomme,	15, rue Rochechouart,	48 serviettes.
Mme Lhuillier,	1, rue de Provence,	2 matelas.
F.·. Lion,	65, rue St-Lazare,	linge et charpie.
F.·. Lireux,	boulev. des Batignolles,	charpie.
L.·. *Travail et Perfection*,	O.·. d'Angers,	133 kilos vieux linge.
— *Fidèle Maçonne*,	— de Cherbourg,	linge et médicaments.
— *Philosophie cosmop.*·.	— de Nice,	linge et charpie.

LISTE GÉNÉRALE DES DONATEURS
(Suite)

NOMS.	DOMICILES.	NATURE DES DONS.
— *Avenir,*	— de Paris,	vin.
— *Jérus.·. des V.·. Ég.·.,*	— de Paris,	bandes et charpie.
Dr Lacroze,	88, rue de Picpus,	vin (provenance des palais impériaux).
L.·. *Accord parfait,*	.O.·. de Rochefort,	linge.
L.·. *Parfaite Égalité,*	— de Tournon,	vin.
Mme Louis,	49, faub. Poissonnière,	charpie.
Malle des Indes (Maison),	passage Verdeau,	foulards.
M. Martin (Henri),	39, r. Godot-de-Mauroy,	linge et charpie.
Mme Mathieu,	263, rue Saint-Denis,	linge.
M. May,	19, rue Bleue,	flanelle, linge.
Mme Mayer-Boulard,	12, rue Choron,	charpie.
Mme Mazier,	15, rue Rochechouart,	charpie.
M. Meissonnier,	119, avenue de Choisy,	vin.
Dr Meyer,	17, boul. de la Madeleine,	3 lits, linge, flanelle, tabac, sucre, café.
M. Michel,	63, rue Violet,	prêt de 22 lits.
M. Moch,	11, rue Française,	linge.
Dr Montanier,	33, rue Saint-Honoré,	charpie, flanelle.
F.·. Massé,	boulevard de Strasbourg,	voiture et cheval pour ambul. volante.
Mme Morpain,	43, rue de Lancry,	prêt d'un matelas.
Mme Muraire,	4, rue du Delta,	draps de lit.
F.·. Mounereau,	43, rue Richer,	entretien d'un lit pour convalescent.
F.·. Naudin,	8, rue Cadet,	linge et charpie.
F.·. Nieuvenhuis,	80, avenue des Ternes,	50 exemplaires d'un ouvrage à vendre au profit de l'ambulance.
Paris-Journal,	2, rue Favart,	envoi quotidien de 2 exemplaires.
Mme Petit,	4, rue des Écoles,	charpie.
M. Pinsonnat,	24, faub. Montmartre,	charpie.
F.·. Plet,	à Cholet,	linge.
F.·. Platel,	49, faub. Poissonnière,	linge.
Mme Van de Planke,	71, rue Caumartin,	charpie.
M. Pommier,	2, rue Montmartre,	linge.
Mme Poulain,	19, rue des Martyrs,	
Mme Pradal,	23, rue Turgot,	charpie. linge.

LISTE GÉNÉRALE DES DONATEURS
(*Suite*)

NOMS.	DOMICILES.	NATURE DES DONS.
Mme Prieur (Mélanie),	47, rue des Acacias,	charpie, linge.
F.·. Radigue,	place Pigale,	couverts, vaisselle, verres, ustensiles de cuisine.
F.·. Ragaigne,	42, rue des Gravilliers,	linge, charpie.
F.·. Rateau,	34, boulev. de la Gare,	vin.
F.·. Richer,	19, place Vendôme,	graisse.
F.·. Renaud,	de l'O.·. de Vincennes,	charpie et combustible.
Mme Rochon,	39, r. N.-D.-d.-Petits-Ch.,	linge.
M. Rousset (Amédée),	161, avenue de Choisy,	
M. Roux,	31, rue de la Sourdière,	riz.
M. J. Rizzoli, horloger,	19, rue Vivienne,	prêt de deux pendules.
M. Sidon,	19, rue Thévenot.	éponges.
Saint-Joseph (Maison),	rue Montmartre,	charpie, étoffe.
Mme Saint-Ouen,	50, r. N.-D.-d.-Petits-Ch.,	linge.
F.·. Sarrazin,	de la L.·. *l'Avenir*.	tabac.
Mme Sigonneau,	4, rue Rameau,	café, cognac, charpie.
Mme veuve Ségé,	3 bis, rue Cadet,	charpie, bandes.
M. Sittler,	10, rue Richer,	prêt de balances et poids.
Temps (journal le),	10, faub. Montmartre,	envoi quotidien d'un exemplaire.
F.·. Vautier,	27, rue Bergère,	linge.

Paris. — Imp. du F.·. L. Hugonis, 6, rue Martel.

www.ingramcontent.com/pod-product-compliance
Lightning Source LLC
LaVergne TN
LVHW011956160826
845678LV00002B/577
* 9 7 8 2 3 2 9 6 8 3 1 6 4 *